DIETA PALEO

Melhor Guia De Dieta Paleo Para Iniciantes

(Receitas Fáceis, Mente Sã E Rápida Perda De Peso)

Enzo Costa

Traduzido por Daniel Heath

Enzo Costa

Dieta Paleo: Melhor Guia De Dieta Paleo Para Iniciantes (Receitas Fáceis, Mente Sã E Rápida Perda De Peso)

ISBN 978-1-989837-82-5

Termos e Condições

De modo nenhum é permitido reproduzir, duplicar ou até mesmo transmitir qualquer parte deste documento em meios eletrônicos ou impressos. A gravação desta publicação é estritamente proibida e qualquer armazenamento deste documento não é permitido, a menos que haja permissão por escrito do editor. Todos os direitos são reservados.

As informações fornecidas neste documento são declaradas verdadeiras e consistentes, na medida em que qualquer responsabilidade, em termos de desatenção ou de outra forma, por qualquer uso ou abuso de quaisquer políticas, processos ou instruções contidas, é de responsabilidade exclusiva e pessoal do leitor destinatário. Sob nenhuma circunstância qualquer, responsabilidade legal ou culpa será imposta ao editor por qualquer reparação, dano ou perda monetária devida às informações aqui contidas, direta ou indiretamente. Os respectivos autores são proprietários de todos os direitos autorais não detidos pelo editor.

Aviso Legal:

Este livro é protegido por direitos autorais. Ele é designado exclusivamente para uso pessoal. Você não pode alterar, distribuir, vender, usar, citar ou parafrasear qualquer parte ou o conteúdo deste ebook sem o consentimento do autor ou proprietário dos direitos autorais. Ações legais poderão ser tomadas caso isso seja violado.

Termos de Responsabilidade:

Observe também que as informações contidas neste documento são apenas para fins educacionais e de entretenimento. Todo esforço foi feito para fornecer informações completas precisas, atualizadas e confiáveis. Nenhuma garantia de qualquer tipo é expressa ou mesmo implícita. Os leitores reconhecem que o autor não está envolvido na prestação de aconselhamento jurídico, financeiro, médico ou profissional.

Ao ler este documento, o leitor concorda que sob nenhuma circunstância somos responsáveis por quaisquer perdas, diretas ou indiretas, que venham a ocorrer como resultado do uso de informações contidas neste documento, incluindo, mas não limitado a, erros, omissões, ou imprecisões.

Índice

Parte 1 1

Introdection 2

Uma Análise Da Dieta Paleolítica 9

40 A̲n̲o̲s̲ ̲E̲ ̲C̲o̲n̲t̲i̲n̲u̲a̲n̲d̲o̲ 15

Plano Alimentar Da Dieta Paleolítica 17

O P̲l̲a̲n̲o̲ ̲D̲e̲ ̲7̲ ̲D̲i̲a̲s̲ 17
C̲a̲f̲é̲ ̲D̲a̲ ̲M̲a̲n̲h̲ã̲: 18
A̲l̲m̲o̲ç̲o̲: 18
J̲a̲n̲t̲a̲r̲: 19
S̲á̲b̲a̲d̲o̲:̲ ̲R̲o̲s̲b̲i̲f̲e̲ ̲E̲ ̲V̲e̲g̲e̲t̲a̲i̲s̲ ̲G̲r̲e̲l̲h̲a̲d̲o̲s̲ 19
A̲l̲i̲m̲e̲n̲t̲o̲s̲ ̲A̲ ̲S̲e̲ ̲E̲v̲i̲t̲a̲r̲ 23

Dieta Paleolítica Vs. Outras Dietas 26

A Dieta Paleolítica É Segura? 30

Q̲u̲a̲l̲q̲u̲e̲r̲ ̲U̲m̲ ̲P̲o̲d̲e̲ ̲U̲s̲a̲r̲ ̲A̲ ̲D̲i̲e̲t̲a̲ ̲P̲a̲l̲e̲o̲l̲í̲t̲i̲c̲a̲? 35

Dieta Paleolítica E Perda De Peso 36

A Dieta Paleolítica Na Vida Cotidiana 42

S̲e̲ ̲M̲a̲n̲t̲e̲n̲h̲a̲ ̲A̲t̲e̲n̲t̲o̲: 43
A̲t̲a̲q̲u̲e̲ ̲A̲ ̲D̲i̲s̲p̲e̲n̲s̲a̲: 44
S̲e̲ ̲D̲e̲s̲i̲n̲t̲o̲x̲i̲q̲u̲e̲: 45
F̲a̲ç̲a̲ ̲D̲i̲s̲s̲o̲ ̲U̲m̲a̲ ̲E̲x̲p̲e̲r̲i̲ê̲n̲c̲i̲a̲ ̲D̲i̲v̲e̲r̲t̲i̲d̲a̲: 45

Conclusão 47

Parte 2 53

Introdução 54

Capítulo 1: Introdução À Dieta Paleo 55

I̲n̲í̲c̲i̲o̲ ̲D̲a̲ ̲D̲i̲e̲t̲a̲ ̲P̲a̲l̲e̲o̲ 55

Benefícios Da Dieta Paleo 57
Benefícios Médicos Da Dieta Paleo 61
Pessoas Que Deveriam Evitar A Dieta Paleo 63

Capítulo 2: Alimentos Para Comer E Evitar 66

Como Determinar Qual Alimento Comer E Qual Evitar?.... 66

Conceitos Errôneos Sobre Dieta Paleo 70

Capítulo 3: Transição Para A Dieta Paleo 72

O Que Acontece Durante O Estágio De Transição 72
Coisas Para Lembrar Durante O Estágio De Transição 74
Dicas Para Ter Uma Transição Bem Sucedida 75
Planos De Refeição Da Fase De Transição De Dez Dias 78

Capítulo 4: As Receitas 85

Receitas De Café Da Manhã 85

Burrito Paleo *85*
Cereal Paleo *86*
Muffin De Abobrinha *87*
Salada De Ovo E Tomate *89*
Panqueca De Canelapaleo *89*
Sopa Chinesa De Ovo Com Frango E Legumes *90*
Substitutos De Grãos 91
Arroz De Couve-Flor *91*
Arroz De Abobrinha *92*
Espaguete De Abobrinha Ou Abóbora *92*
Saladas 93
Salada De Sardinha E Legumes Com Molho De Abacate.... *93*
Salada De Atum *94*
Frango E Abacate/Salada De Frango E Pepino *94*
Entradas Para Almoço E Jantar 95
Hambúrguer De Carne *96*
Fígado De Cordeiro Com Cebola E Uvas Caramelizadas..... *97*
Lanches 100
Biscoitos De Banana *101*
Pizza Paleo *101*

Conclusão 103

Parte 1

INTRODECTION

O estilo de vida Paleolítico em geral, e especificamente, sua dieta, é um fenômeno que tem ganhado credibilidade e apoiadores em todo o mundo ocidental. Ela surge de uma simples noção de que é capaz de fazer quase todo mundo se identificar e que ninguém pode refutar. É a mais nova sabedoria baseada nas nossas mais antigas memórias, gravada em nosso próprio DNA. Ela promete um futuro que reconcilia e busca finalmente reafirmar quem somos nós, Homo sapiens.

É essa mesma simplicidade, essa verdade fundamental, é base de uma batalha complexa que tem fermentado por décadas e está pronta para ebulir em algo muito maior. A ciência está em conflito consigo mesma, conforme luta e nega o que ela mesma nos ensinou, atirando rajadas de complexidade ao óbvio, e ceticismo em esperanças recém-encontradas.

Homo sapiens. Uma espécie refinada desde a era Paleolítica, fruto de dezenas de milhões de anos de evolução, adaptações ao clima e coexistência com outras formas de vida. O animal mais complexo que a Terra já viu, perfeitamente afinado ao seu ambiente, conforme procurava atender suas necessidades energéticas ao redor das mais diversas gamas de flora e fauna alcançadas por um organismo vivo neste planeta.

Homem Moderno. Uma nova espécie? É melhor que seja, ou não haveria razão de nos submetermos aos mais radicalmente diversos regimes alimentares em falta de atratividade e extremos de estilos de vida hipo- e hiperativos que vivemos hoje. Existe pouca correlação entre o que comemos e como vivemos hoje, e o que nossos primos Homo sapiens comeram e fizeram apenas alguns momentos atrás na escala temporal evolutiva. Mas acabemos com a farsa, nós somos Homo sapiens e o fato nu e cru é que não comemos como deveríamos hoje. Não passamos nem perto disso.

História

Em 1975, Walter L. Voegtlin tabelou os conceitos e argumentos por trás das dietas Paleolíticas no seu trabalho *The Stone Age Diet: Based on in-depth Studies of Human Ecology and the Diet of Man* ("A dieta da idade da pedra: estudos aprofundados baseados na ecologia humana e na dieta do homem", sem tradução para o português). Sua ideia de voltar a dietas ricas em proteínas e pobres em carboidratos foi desenvolvida em resposta a seu estudo de doenças do trato digestivo e síndromes, as quais ele tinha fortes suspeitas de estarem diretamente ligadas à ingestão de substâncias que o corpo não foi feito para processar. Uma década mais tarde, o conceito foi revisitado por S. Boyd Eaton e Melvin Konner, que foram mais tarde acompanhados por Marjorie Shostak. Por um período de mais de quatro anos, eles propuseram equivalentes modernos aos macronutrientes presentes na dieta paleolítica, incluindo alimentos como arroz, pão e leite, que não estavam disponíveis aos nossos ancestrais, mas que no geral forneceriam quantidades similares de gorduras, proteínas, carboidratos, vitaminas e minerais presumidamente contidos nas dietas paleolíticas.

Em 1989, Stefan Lindeberg e seus colegas começaram o que se tornaria um estudo altamente influente, com o povo aborígene Trobiander, da ilha de Kitava, na Papua Nova Guiné. O estudo encontrou que esses povos, vivendo exclusivamente de raízes (inhame, batata doce, taro, mandioca), frutas (banana, mamão, abacaxi, manga, goiaba, melancia, abóbora), vegetais, peixes e coco, não mostraramindícios de infarto, diabetes, demência ou doenças cardiovasculares, sem obesidade ou acne, e com excelente pressão arterial.

Desde a década de 1990, o fenômeno da dieta Paleolítica se instalou e começou a ganhar alcance no mundo ocidental, com nomes como Lindeberg, Loren Cordain, Mark Sisson e diversos outros colaboradores das mais diversas profissões organizando listas de servidores, websites, blogs, assim como publicando livros e diários em nome da dieta Paleolítica e da saúde.

Premissa

Com a maioria da ingestão energética das culturas ocidentais vindo de produtos lácteos, cereais, açúcares refinados, óleos vegetais refinados e álcool, as dietas modernas têm sido acusadas – justamente – de provocar níveis recorde de obesidade, doenças cardiovasculares, câncer e outras doenças agudas e crônicas, de diabetes a acne. Hoje sabemos o suficiente sobre as dietas dos caçadores-coletores para revertemos os desastrosos efeitos das epidemias mencionadas acima e emularmos suas dietas com alimentos que são facilmente encontrados em supermercados, padarias, lojas de produtos especializados, e frutas e verduras caseiras. Consumindo alimentos que evoluímos eras para sermos capazes de consumir, sintomas e doenças crônicas associadas a estar acima do peso, ser hipertenso, colesterol alto, diabetes e doenças cardiovasculares podem ser reduzidas imediatamente e eliminadas com o tempo. Adeptos de dietas Paleolíticas e regimes alimentares Primitivos relatam uma percepção de maior energia, sono melhor, desenvolvem atitudes mais otimistas e se sentem no geral mais saudáveis, espertos e aproveitando melhor a vida.

Aspectos-Chave da Dieta Paleolítica

Os aspectos-chave da dieta Paleolítica são tão simples quanto os conceitos que a formaram. Os alimentos que precisamos comer mais são:

- Frutas frescas e vegetais;
- Carnes magras;
- Frutos do mar;
- Um regime simples que garanta as quantidades certas de nutrientes que nossos corpos se desenvolveram para funcionar em níveis ótimos;

Alimentos a serem evitados podem oferecer desafios com maior frequência, mas apesar disso representam grupos de alimentos que nossos corpos lidaram por apenas um minúsculo período de tempo e que, geneticamente falando, não estamos

adaptados. Esses alimentos que nossos corpos não desejam nem precisam incluem:
- Açúcares refinados;
- Grãos;
- Óleos vegetais;
- Sal;
- Laticínios;
- Legumes;
- Alimentos processados;

Uma Análise da Dieta Paleolítica

A dieta que a natureza tem como intenção para nós é a definição de simplicidade. Você não precisa contar calorias, manter registros alimentares, nem mesmo medir porções.

Ao invés disso, as regras essenciais da Dieta Paleolítica são incrivelmente fáceis: todas as carnes magras, aves, peixes, frutos do mar, frutas (exceto frutas secas) e vegetais (exceto batata e milho) estão liberadas para consumo. Já que a base da Dieta Paleolítica são alimentos com proteínas de alta qualidade e baixa gordura, não sinta culpa em comer carnes magras, aves, peixes ou frutos do mar em todas as refeições – é precisamente isso que você deve fazer, acompanhado de quantas frutas frescas e vegetais desejar. A chave dos três níveis de requisitos da Dieta Paleolítica é o que chamamos de regra 85-15. A maioria das pessoas consome cerca de doze refeições semanais, além de lanches. Consequentemente, três refeições por semana representam 15 por cento das suas refeições semanais. No nível 1 da Dieta Paleolítica, você pode 'escapar' em 15% das suas refeições, incluindo três Refeições Livres por semana. No nível 2, são permitidas 10% de escapadas, 2 refeições por semana, e no nível 3, finalmente, é permitida apenas uma Refeição Livre, que representa 5% do total das suas refeições semanais. A beleza dessa tática é que você não precisa abandonar completamente seus pratos preferidos, para sempre. Eu recomendo que iniciantes comecem no nível 1 por algumas semanas, e então gradualmente prossigam até o nível 3, conforme se acostumam com a dieta.

Na Dieta Paleolítica, você deve procurar obter pouco mais de metade das suas calorias de carnes magras, miúdos, aves, frutos do mar e peixes. O restante deve vir de vegetais. Uma regra geral é procurar por no prato uma porção de carne do tamanho do seu punho fechado, seja de carne ou peixe, e completar o restante dele com frutas frescas e vegetais.

Apesar de eliminar completamente três grupos alimentares (grãos, laticínios e legumes), além de alimentos processados, você vai se impressionar com a incrível diversidade de comidas deliciosas e saudáveis que nunca tinha pensado em experimentar antes.

Um dos conceitos essenciais na Dieta Paleolítica é comer alimentos de origem animal em praticamente toda refeição. Mas a ideia-chave aqui é qualidade e frescor. Procure sempre comer sua carne, peixe, ave e fruto do mar tão fresca quanto possível. Fresco é sempre melhor. O segundo melhor é congelado. Fique longe de alimentos enlatados, processados, defumados ou salgados. Em se tratando de carne de vaca, porco e frango, a melhor opção é carne de animais criados soltos, se alimentando de grama ou pastagem, apesar de serem encontrados por um preço um pouco maior nos supermercados.

Carne de caça não é necessária para a Dieta Paleolítica, mas se você quiser se aventurar, experimente alguma. São nutritivas, trazem um sabor diferente e mudam sua refeição.

A Dieta Paleolítica é uma que imita uma dieta de 'Homem das Cavernas'. Consiste em alimentos de caçador-coletor, ou alimentos que os homens das cavernas conseguiriam preparar com facilidade. Frutas e vegetais estão no topo dessa lista de alimentos consumidos, junto com carnes frescas e frutos do mar. Essa dieta não apenas fornece os benefícios já citados, como também aqueles que a usam são capazes de se sentirem melhor sobre si mesmos.

Genética Humana e a Dieta Paleolítica

Em seu ebook "A Dieta Paleolítica", Loren Cordian afirma que a genética humana é mais adaptada aos hábitos alimentares paleolíticos de nossos ancestrais, anteriores à introdução da revolução agrícola. Essa dieta é baseada em alimentos que estavam disponíveis na era Paleolítica. Muitos ingredientes que usamos hoje são banidos, de acordo com as diretrizes da dieta. Ao se juntar ao movimento da dieta 'das cavernas', você terá que evitar todos os alimentos processados que contenham açúcar, sal, grãos, e aqueles baseados em grãos tais como pão, milho, trigo, arroz, macarrão, feijão, produtos lácteos, levedura, café e álcool. Batata também faz parte dos alimentos banidos, já que a que encontramos hoje é genética e nutricionalmente bem diferente do que existia na Idade da Pedra. Alimentos aprovados na dieta incluem carne, não apenas de gado mas também de diversos animais marinhos. Ovos, em combinação com carne formam a base dessa dieta. No entanto, nem toda refeição é aprovada nessa dieta. É necessário que você se esforce para conseguir carne orgânica. Com o uso barateado de alimentos geneticamente modificados em todo o mundo, é mais fácil e barato encontrar carne de animais criados com este tipo de ração. Porém, tendo em vista que transgênicos contém hormônios do crescimento e antibióticos, essa carne não é tão saudável quanto a orgânica. Esta última tem muito mais proteínas sadias a oferecer, que por sua vez ajudam a dissipar os depósitos de gordura no corpo e geram a energia tão necessária ao dia-a-dia.

Todos os alimentos aceitos pela Dieta Paleolítica são bastante saudáveis. Eles fornecem os nutrientes que o corpo precisa para se manter forte, sadio e com bem-estar, incluindo os ácidos graxos ômega-3 e ômega-6, gorduras monoinsaturadas, antioxidantes, vitaminas diversas, fibras solúveis, entre outros. Por ser uma dieta que melhora muito a sua forma de comer, se pode perder peso facilmente em um curto espaço de tempo, e conseguir isso sem riscos à saúde. Adicionalmente, todos esses alimentos naturais cuidam de diversos problemas de saúde que as pessoas enfrentam cada vez mais, como diabetes, doenças cardiovasculares e outras.

Todos osalimentosque têm o consumo recomendado pela Dieta Paleolítica são criados naturalmente, assim, fornecem uma quantidade extensiva de benefícios que apenas a Mãe Natureza pode trazer.

Esqueça pesticidas, toxinas e outras substâncias danosas que são produzidas com frequência quando médicos, cientistas, nutricionista e etc. 'fazem' um produto com compostos químicos.

40 Anos e Continuando

Contando com uma pesquisa científica de mais de 40 anos, a dieta Paleolítica é, de fato, única no que tem a oferecer ao usuário, assim como um programa que é altamente estudado e considerado mais do que seguro.

Os carboidratos que são encontrados em todas essas deliciosas frutas e vegetais que você vai passar a consumir, possuem baixo índice glicêmico. Isso quer dizer que não causam picos súbitos nos seus níveis de açúcar sanguíneo ou de insulina. Sua presença em grande volume também promove uma perda de peso sadia, e é mais que possível perder bastante peso seguindo a dieta da forma correta.

Finalmente, com essa dieta, o seu corpo reverte a um estado alcalino. Quando isso acontece (como consequência de uma dieta rica em frutas e vegetais), doenças e sintomas que surgem de um desequilíbrio relacionado aoequilíbrio ácido/base podem ser totalmente eliminados ou reduzidos em sua vida. Algumas dessas doenças incluem cálculos renais, osteoporose, asma comum, asma induzida por exercícios, infarto, insônia, hipertensão, zumbido nos ouvidos, labirintite, entre várias outras que vão se beneficiar muito com essa dieta.

Quanto mais fibras solúveis você colocar na dieta, maiores serão os benefícios listados que você vai receber. Patologias inflamatórias podem ser reduzidas, doenças alcalinas reduzidas ou eliminadas; se perderá peso com facilidade e muito mais. E você pode alcançar tudo isso com uma dieta simples,nada complicada de seguir.

Plano Alimentar da Dieta Paleolítica

A Dieta Paleolítica vem sendo adotada por cada vez mais pessoas que têm descoberto seus diversos e incríveis benefícios à saúde. Quando se está pronto a mudar de vida com a dieta, ter um plano alimentar pronto pode facilitar as coisas na sua transição. Temos alguns planos diferentes que você pode curtir, e que fazem parte da típica dieta paleolítica. Recomendamos o uso de todos os planos, de forma que você nunca enjoe do que está comendo. Incluímos aqui um plano de 7 dias para você. Conforme ficar mais habituado à dieta, com certeza você encontrará diversas receitas e alimentos gostosos.

O Plano de 7 Dias

Às vezes é difícil encontrar refeições para preparar, e quando se está tentando seguir as diretrizes de uma dieta, tudo se torna ainda mais complicado. Uma das reclamações mais comuns é que, quando se está numa dieta, falta variedade dentro dos planos. Esse não é o caso com a dieta paleolítica. Você pode ter a mais absoluta diversidade de comidas diferentes e fornecer a si mesmo uma grande alternância, de forma que nunca canse de comer sempre as mesmas coisas.

Você não vai mais precisar se preocupar com o que vai comer. Dê uma olhada nesse plano de 7 dias, onde temos grandes ideias de café da manhã, almoço e jantar. Claro, os lanches não serão deixados de lado, já que são uma parte importante da dieta. Esseplano de 7 dias de dieta está incluído logo aqui embaixo.

Café da Manhã:

Segunda: 1 coco e algumas frutas vermelhas
Terça: Omelete de espinafre e cebola
Quarta: Bacon, ovos e frutas
Quinta: Umlindo smoothie
Sexta: Ovos mexidos com tomate
Sábado: (dia flexível) Frango grelhado (sobras do jantar)
Domingo: Muffins de abóbora

Almoço:

Segunda: Salada do Chef
Terça: Sopa de frango e vegetais
Quarta: Salada de atum

Quinta: Escalope de limão e alho
Sexta: Salada de truta grelhada
Sábado: (dia flexível) Bife apimentado
Domingo: Peixe selvagem
Jantar:
Segunda: Spaghetti paleolítico
Terça: Salmão com couve-flor
Quarta: Goulash bovino
Quinta: Frango na manteiga
Sexta: Tutano com maçã doce frita
Sexta: Chili de abóbora
Sábado: Rosbife e vegetais grelhados
Saladas são realmente fáceis de se preparar para um almoço, especialmente entre os seguidores dessa dieta funcional. Existem diversas saladas diferentes que se pode criar com facilidade nessa dieta, e você pode dar uma olhada nessas opções também, caso tenha interesse. O que você me diz de uma deliciosa salada de frutas silvestres num dia e salada de carne bovina no outro? Pode-se criar com facilidade um monte de saladas diferentes que com certeza te agradarão, e que seguem a dieta paleolítica perfeitamente.

Todas as refeições nesta dieta são bastante satisfatórias e gratificantes, e garantem que você vai comer tudo o que tiver vontade. Isso deixa facilita o processo de perder de peso ese manter sadio, numa combinação de ambos. Devido a estar comendo os alimentos que seu corpo precisa, você não vai querer comer tanto, já que vai se sentir mais cheio, e mais rápido. Existem muitos planos de dieta e suplementos que focam em suprimir o apetite; portanto, você perceberá que isso te beneficia de forma importante. Além disso, a Dieta Paleolítica suprime o apetite com naturalidade, algo que você não vai encontrar em planos ou comprimidos.

Com essas ótimas ideias de receita, você pode ter certeza que sempre vai comer uma coisa diferente e original, preparada por você mesmo, não importando a hora do dia. Se puder preparar um plano alimentar previamente, vai te ajudar muito lá na frente. Faça seus planos com pelo menos um mês de antecedência e você terá mais facilidade em seguir um estilo de vida mais saudável. Existem ainda muito outros alimentos alémdos citados abaixo; o seu menu nunca precisa ser chato ou tedioso enquanto estiver essa dieta notável e empolgante. Procure manter as coisas interessantes, implementando variações na dieta e tendo o cuidadode comer um mix de várias frutas e vegetais. Frutas vermelhas escuras são as mais benéficas, mas isso não quer dizer que as claras não são boas também.

Agora, vejamos um menu de 7 dias para o lanche. Esta é uma parte importante do sucesso na sua dieta, e é algo que não se deve esquecer de aproveitar todos os dias.

Segunda: Frutas vermelhas e amêndoas
Terça: Sementes de abóbora
Quarta: Barra doce paleolítica
Quinta: frios e vegetais
Sexta: Sementes de macadâmia
Sábado: Barra de granola paleolítica
Domingo: Carne seca

Nossos ancestrais paleolíticos passavam por períodos de jejum. Nem sempre havia comida a se caçar e coletar, então costumavam pular algumas refeições nesses períodos e voltar a comer quando se encontrava alguma coisa. Pular refeições é uma prática defendida pela Dieta Paleolítica. Períodos de jejum podem chegar a durar a dezesseis, ou mesmo vinte e quatro horas. Isso esteve sob estudo por um longo período de tempo e permite que sua pressão sanguínea caia, melhora sua sensibilidade à insulina e glicose, mas a perda de massas de gordura é o maior atrativo. Isso não apenas vai reduzir seu peso, como também irá impactar de forma positiva na sua saúde e longevidade.

Sem regras estritas a se seguir, você precisa entender como seu corpo reage ao que a dieta Paleolítica tem a oferecer, já que o organismo de cada pessoa é diferente. De forma a extrair o máximo que se pode dessa nossa dieta, é preciso encontrar o que funciona melhor para você. Se pode equacionar essa situação facilmente através de tentativa e erro. Você pode jejuar por 24 horas na dieta, o que deixa tudo melhor, já que nem todo mundo quer tomar café, almoçar e jantar. Muitas dietas exigem que isso seja feito, e alguma chegam ao ponto de dizer quantas vezes se precisa fazer tais refeições. Já que nosso corpo não é programado assim, esta dieta é muito mais fácil de ser seguida.

Alimentos a Se Evitar

Apesar de poder alcançar benefícios com os planos listados acima, é importante saber que existe um número grande de alimentos que não devem ser consumidos na dieta Paleolítica. Quais são esses alimentos? Vejamos:

- Produtos dietéticos;
- Queijo cottage;
- Certos tipos de leguminosas (ex.: soja);
- Grãos;
- Feijão;
- Trigo, Arroz;
- Manteiga ghee, sorvete, leite em pó;
- Centeio, cevada, milho;
- Ervilhas;
- Farinhas refinadas;
- Legumes;

Alimentos proibidos incluem açúcares processados, cereais, milho em grão, feijões, produtos lácteos, carne processada em forma de salsichas, salames, etc., chocolate, óleo de soja e amendoim, maionese, sal, levedura, vinagre, todos estão banidos. No lugar do vinagre, a dieta Paleolítica recomenda suco de limão para temperar as saladas. O sal é uma das maiores coisas a se evitar na dieta. Os alimentos que você deve comer aqui têm como foco a redução de peso e benefícios anti-inflamatórios; o sal atrapalha ambas. Com a dieta Paleolítica, se tem a liberdade de romper a rotina de três refeições por dia. É permitido fazer quantas refeições menores quiser e ainda assim colher os frutos dessas grandes receitas. Aja de acordo com sua vontade e necessidade, conforme se sentir num dia em particular. A dieta Paleolítica te dá toda liberdade do mundo para escolher, sem errar nunca!

Adicione essas receitas à sua coleção. Com certeza você vai curtí-las muito e em breve serão as preferidas na sua casa. Dá para encontrar muitas outras receitas empolgantes se você tiver interesse, na internet e nas mais variadas fontes. Você também pode criar as suas próprias receitas e planos alimentares uma vez que se familiarize à dieta, aos alimentos que são permitidos e aos que não são, e a fazer esse tipo de planejamento.

Sem regras estritas a seguir, você será capaz de entender como seu corpo lida com a dieta Paleolítica, já que o sistema digestivo de todo mundo é diferente. De forma a extrair o máximo da dieta, é necessário encontrar o que funciona melhor para você. Com três refeições por dia e um lanche no cardápio, você vai conseguir perder peso em tempo recorde.

É necessário organizar um plano alimentar da dieta Paleolítica para o que você precisa comer em cada refeição durante o dia. Seguindo recomendações, existem muitas formas diferentes de combinar e misturar os ingredientes prescritos pela dieta e aproveitá-los ao máximo. Não existe nada melhor do que começar sua semana de trabalho com uma dieta balanceada e saudável. Inicie com um café da manhã bom e nutritivo. A Paleolítica fornece várias alternativas para o café que você toma todos as manhãs. Você irá trabalhar com muito mais energia, se sentindo ótimo consigo mesmo e com o dia que está adiante, e tudo graças a dieta Paleolítica e aos incríveis benefícios que ela oferece.

Dieta Paleolítica vs. Outras Dietas

Claro, isso não é uma questão de sim ou não. Depende na verdade mais de quem responde a pergunta, mas quando os resultados são examinados, qualquer um consegue ver com facilidade que essa é uma dieta realmente vantajosa, que oferece um grande número de benefícios extraordinários que são melhores que o da maioria de outras dietas por aí, pelo menos para grande parte das pessoas.

- A Dieta Paleolítica não é tão restritiva quanto outras;
- Se pode comer uma grande variedade de alimentos;
- A dieta é realista;
- Por ter tantas vitaminas e nutrientes, você pode garantir uma boa saúde geral com esta dieta;

- Sem suplementos ou comprimidos para tomar, que podem causar mal-estar ou coisa pior. Com frequência, esse é o caso de outras dietas populares no momento;
- São eliminados menos alimentos na Dieta Paleolítica do que em muitas outras.

Tomemos como exemplo a dieta Atkins. Nesta dieta, as pessoas são autorizadas a comer apenas alimentos limitados, não importando onde tenham sido produzidos. A Paleolítica, por outro lado, permite que você coma os alimentos que gosta de verdade. E enquanto os que você come não são restritos de forma extrema, esta dieta exige que você escolha apenas carnes naturais – aquelas que são livres de pesticidas e outras toxinas danosas, e substâncias que são agregadas a muitas carnes que se encontram no supermercado atualmente. Outra diferença na dieta Paleolítica e um programa como o Atkins é que não existem produtos a serem comprados pela pessoa. Você não precisa adquirir produtos específicos feitos para a empresa lucrar. Tudo o que você vai comer são alimentos naturais, que a Mãe Natureza produziu para nosso consumo.

A dieta Atkins é apenas uma entre tantas outras dietas por aí. Você vai notar que a maioria dessas dietas quer te vender alguma coisa, como aquelas refeições embaladas previamente, caras, ou então aquelas perigosas pílulas e suplementos. A Dieta Paleolítica cuida de você e beneficia a sua vida, não por colocar uma grana esperta no bolso de alguma companhia grande. Não se exige que você compre nada. E novamente, todas aquelas são refeições prontas, existem diversos pontos negativos em consumir esse tipo de alimento.

A dieta Atkins, é uma entre outras tantas no mercado, que com frequência te ajudama alcançar apenas uma coisa: perder peso. Muitas delas fazem isso sem um cuidado ou preocupação pela sua segurança ou saúde, contanto que o produto deles venda. Bom, como já dissemos aqui, a dieta Paleolítica está longe de ser uma desse tipo. Você pode usar esta dieta e alcançar uma infinidade de benefícios com ela, não apenas perda de peso. Imagine ser capaz de melhorar a sua saúde das mais diversas formas em um curto período de tempo e você se imaginará usando a dieta Paleolítica. E sem comprar nada. Tudo o que você fará nessa dieta é da sua escolha, o que deixa na sua mão a certeza de que realmente está se alimentando de forma segura.

Você pode comparar outras dietas com a Paleolítica a vontade. Os resultados estão aí para você ver por si mesmo, não precisa acreditar só porque outra pessoa está te dizendo. Listamos alguns dos numerosos benefícios que você encontrará nesta dieta, e esses são apenas alguns entre muitos outros que ainda virão. A internet é, claro, uma ótima fonte para realizar esse tipo de comparação. Se pode examinar as outras dietas, assim como dar uma olhada em avaliações e relatos de outras pessoas que as usaram. Toda essa informação é livre de custos e promete te fornecer todas as ferramentas que são necessárias ao sucesso com esta dieta única.

Quando comparada a outras, a dieta Paleolítica não fica atrás. Ela tem sido utilizada por muito mais tempo que qualquer outra, com pesquisas que se estendem por décadas. Não existe a necessidade de se fazer mudanças radicais e nenhum comprimido a se ingerir. Simplesmente mudar os alimentos que se consome pode fazer muito pela sua vida. Quer você deseje perder peso, ou melhorar o seu padrão de saúde geral, seguir esta dieta é a melhor forma de alcançar seu objetivo. E por que não ambos? Você pode estar com alguns quilinhos a mais sem nem perceber. Com as mudanças orientadas aqui, você pode perder quilos e se sentir ótimo, alcançando o corpo que sempre sonhou e o peso mais saudável possível para você.

A Dieta Paleolítica é Segura?

Encaremos: existe um grande número de dietas por aí que não são saudáveis, por um motivo ou por outro. Elas se fazem passar mal, têm efeitos colaterais horríveis, causam problemas de saúde, entre outros. Por causa disso, a maioria das pessoas que se preparam para começar uma dieta e perder peso se preocupam com sua segurança. Olhemos então para a Paleolítica e vamos descobrir se ela é realmente uma dieta 100 por cento segura para seus usuários.

A ponto alto desta dieta é que existem anos e mais anos de pesquisa por trás dela. Muitas dietas por aí foram objeto de pesquisas, mas com frequência essa pesquisa foi mínima, no melhor dos casos. O Dr. Loren Cardian, criador da dieta, empregou muitos anos no desenvolvimento dela, para garantir sua eficiência, e também sua segurança. Muitas dietas por aí causam riscos, e do Dr, Cardian não queria fazer mais uma. Ele parece ter alcançado o que queria.

Concentrada na era Paleolítica, esta dieta baseia suas premissas em comer de forma mais saudável. Isso inclui alimentos mais completos e nutritivos. Os mesmos alimentos consumidos há 10.000 anos atrás pela geração Paleolítica são os que você pode aproveitar hoje, incluindo carnes frescas vindas de gado alimentado com capim, porco, carne de aves, caça ou carneiro, frutos do mar, castanhas e sementes, peixes e óleos sadios, tais como o de oliva e o de coco.

Essa dieta de caçadores-coletores otimiza sua saúde e te ajuda a eliminar peso em excesso com rapidez. Um benefício adicional é a diminuição da chance de risco de doenças crônicas. A dieta funciona de 7 formas diferentes, cada uma tão importante quanto a anterior.

- Aumento da quantidade de proteína consumida diariamente;
- Baixa ingestão de carboidratos;
- Grande volume de potássio/baixo volume de sódio;
- Aumento da ingestão de fibras;
- Aumento da ingestão de gorduras, consistindo primariamente de gorduras mono e poliinsaturadas;
- Equilíbrio do ácido alimentar;
- Aumento da ingestão de vitaminas e minerais, antioxidantes e fitoquímicos vegetais.

Não existem comprimidos ou suplementos prejudiciais a se tomar, apenas melhorias na qualidadedos alimentos que se come, e suas quantidades. Isso resulta em perda de peso, assim como uma grande melhora da sua saúde, que pode vir com facilidade e de forma saudável.

Você ainda pode aproveitar os alimentos que você já gosta, e nessa dieta vai conseguir experimentá-los de uma forma totalmente nova. Não há nada arriscado na dieta Paleolítica.

Um grande número de estudos diferentes e testes clínicos têm sido conduzidos acerca desteregime, sua segurança e eficiência, e todos têm retornado apenas resultados positivos. Alguns dos resultados apurados incluem:

- Melhor tolerância à glicose;
- Melhor pressão arterial;
- Níveis de colesterol em níveis saudáveis;
- Perda de peso mais rápida.

A dieta Paleolítica fornece todos os nutrientes, fibras e proteínas necessários a se manter saudável, perder peso e se sentir melhor. Já que vegetais e frutas são uma das principais fontes de antioxidantes ao corpo, a Paleolítica te dá justamente o que é mais necessário. Existe também o benefício de uma digestão saudável, sensação de saciedade entre as refeições - o que acaba te fazendo comer menos – maior consumo de aminoácidos e uma promoção da função cerebral.

Existem bem poucos riscos em se usar a Dieta das Cavernas...

Primeiramente, é possível causar danos ao seu corpo com esta dieta caso você seja diabético. Já que existe uma gama de alimentos doces no cardápio, é sempre necessário falar com o médico caso você tenha diabetes. Entenda também que você estará comendo mais carne nesta dieta, e que é bastante possível que isso gere um aumento naingestão de gorduras saturadas. Isso é especialmente possível no caso do consumo de carnes vermelhas. Um aumento no risco de gota e cálculos renais também é possível nessa dieta.

No geral, entretanto, a dieta Paleolítica é segura para qualquer pessoa, com riscos bastante reduzidos associados a ela. Esteja você buscando uma melhora na sua saúde ou querendo perder alguns quilos, essa é a dieta que pode fazer tudo o que você precisa, sem causar estresse adicional nem sofrimento algum.

Sempre queremos nos manter protegidos e saudáveis, principalmente quando se faz mudanças drásticas como perder peso. Quando se usa a dieta Paleolítica, se pode ter a completa confiança de que se está seguro. Você deve conversar com o seu médico, claro, mas fora isso você deve poder começar a dieta sem o menor problema nem riscos adiante.

Qualquer Um Pode usar a Dieta Paleolítica?

Para a maioria das pessoas, a dieta é absolutamente sadia e é algo que pode melhorar em muito sua saúde. TENHA em mente que é sempre melhor conversar com seu médico antes de começar qualquer novoregime, incluindo este aqui. O seu médico pode te fornecer todos os benefícios e riscos da dieta e te ajudar a determinar se é certa para o seu caso específico.

Ela pode ser complicada de início; no entanto, deve-se esperar que qualquer dieta que funcione traga uma certa dificuldade. Tenha em mente que a dieta Paleolítica deve ser usada apenas a curto prazo; os resultados de longo prazo e segurança pode não ser a desejável. Converse com o seu médico sem demora. Ele com certeza é o mais capacitado a te dizer se esta dieta é a melhor para a sua vida, e mesmo te oferecer recomendações diferentes.

Dieta Paleolítica e Perda de Peso

O ponto mais importante em qualquer regime alimentar é se ele te ajuda ou não a perder peso. Não se pode saber isso com certeza até que se tenha começado a dieta. Matemática simples vai te dizer que, para perder peso você precisa gastar mais energia do que consome diariamente. Para que você perceba como pode fazer isso com a dieta Paleolítica, é recomendado que você entenda seu surgimento e do que ela consiste. Para a maioria das pessoas, essa é a dieta que os permite perder os quilos extras enquanto se ganha numerosos outros benefícios. Continue lendo e a gente discutirá a dieta, para te ajudar a entender melhor se ela vai te fazer realmente perder peso.

O estilo de vida caçador-coletor se tornou praticamente extinto, à exceção de algumas poucas sociedades que ainda o praticam. O povo Paleolítico lutava para caçar e coletar alimento suficiente no seu cotidiano para sobreviver, e também sustentar suas famílias. Seu regimento diário consistia de atividades altamente energéticas enquanto caçavam e coletavam naquele ambiente. Sua nutrição precisava refletir e compensar esse volume de energia dispendido. Essa era sua única forma de sobrevivência.

O que eles fizeram foi tornar sua dieta rica em proteínas, moderada em gorduras, com grande quantidade de vitaminas e minerais. Esse tipo de dieta oferece ao corpo o necessário para se manter sadio e em forma, e não o penaliza com a quantidade de ácidos graxos que ingerimos hoje. Carnes, o principal ingrediente dessa dieta, consistem de boas quantidades de proteínas, que geram energia e uma sensação de estômago cheio. Sendo este um programa baixo em carboidratos, você vai passar por uma perda de peso mais rápida durante as semanas iniciais de uso. Por eliminar água que estava retida no seu corpo, logo você vai perceber que diminuir números de manequim não era tão difícil, afinal.

Assim como com qualquer outra dieta, você precisa ir devagar e fazer tudo com cuidado para evitar consequências indesejadas nessa perda de peso. Se você está procurando por uma solução rápida para o seu peso, não a encontrará aqui. Existem ajustes a serem feitos para que se siga este protocolo em particular, e recuar ou tentar burlar as diretrizes da dieta para te agradar não vão ter um efeito favorável no seu emagrecimento. Você precisa ter o esforço necessário e deixar o programa funcionarcomo deve, dentro de um período de tempo razoável.

O que comemos hoje não pode ser considerado equilibrado ou saudável de forma nenhuma. Entre nosso pão, arroz, batata frita e macarrão, não se acha um só elemento com alto valor nutricional. A maioriados nossos alimentos não são nada além de calorias vazias. Já que não usamos eles do jeito certo para evitar ganho de peso, o que sobra são alimentos que se transformam em gordura diretamente. Comemos a cada dia mais esses alimentos processados, que nos fazem mal, que não devíamos comer. E é tão difícil não comer. O acesso a eles é muito fácil. É só colocá-los no micro-ondas por alguns minutos e pronto. Mas vão te causar uma miríade de problemas mais tarde na vida, e provavelmente já causaram, já que você está aqui procurando esta dieta. Evitar grãos na dieta equilibra os níveis de açúcar no sangue, você não vai mais sentir as oscilações como sentia antes. As desculpas de açúcar baixo ou alto no sangue para se permitir prazeres proibidos, como doces, vão acabar.

Proteínas, com seu consumo promovido por esta dieta vão estimular o crescimento de músculos, assim como ajudar a equilibrar os níveis de açúcar no sangue. As gorduras ingeridas na dieta Paleolítica serão sua fonte de energia, assim como as frutas e vegetais, gerando bastante nutrientes e fibras, todas muito importantes para se manter saudável e magro. Você vai se maravilhar com a melhora que encontrada com o uso desta dieta. É absolutamente incrível, para dizer o mínimo!

A maior ameaça no ganho de peso é a retenção de líquidos. Nossas células acumulam grande quantidade de líquido com a ingestão de carboidratos saturados. Isso ajudaria bastante se estivéssemos vivendo na era Paleolítica, já que a gente usaria toda essa energia no esforço de caçar e coletar. No entanto, o consumo desses carboidratos na nossa sociedade sedentária atual é bastante perigoso para a nossa saúde. O peso excessivo que se carrega pode ser uma simples questão de água acumulada pelo corpo. O homem paleolítico não tinha esse tipo de preocupação porque sua dieta com baixo carboidrato não permitia que ele acumulasse nada além de energia e alto valor nutricional em seus corpos.

O que as pessoas experienciam com esse tipo de dieta é um estado de maior sede – e consequente aumento de visitas ao banheiro para eliminar esse líquido anteriormente ingerido. A dieta Paleolítica não é apenas benéfica para a sua imagem, como também ajuda a eliminar o inchaço na região dos olhos e diminui o suor nas mãos. Se você for das pessoas que são mais propensas a sofrer com inchaços nos pés e pernas, você vai perceber que essa dieta vai te ajudar a acabar com esse problema de uma vez por todas.

É rotina: quando pessoas começam a evitar alimentos aos quais são mais sensíveis, elas perdem peso. Isso acontece porque o corpo retém liquido de forma a se proteger do que quer que o esteja atacando. A água atua como uma barreira de proteção entre o sistema imunológico do seu corpo e potenciais riscos que estejam ameaçando sua saúde.

Seus hormônios tireoidais também são afetados pelo que você come. Eles são responsáveis por eliminar peso excessivo. Com a dieta Paleolítica, você vai descobrir que os seus níveis de hormônios da tireoide estarão mais sadios e funcionais.

Perder peso é inevitável uma vez que você acumula toda a informação que é fundamental ao entendimento da dieta Paleolítica, e assimila os novos hábitos alimentares saudáveis,ao escolher comer o que é liberado neste regime. Você não só será capaz de eliminar quilos extras, como irá fazê-lo de uma maneira saudável e que te beneficie. Seu corpo verá a melhora, você se sentirá melhor e terá uma aparência melhor. E mesmo que seja necessária uma certa adaptação no início da dieta, após esse período de transição, viver neste regime será algo fácil.

A Dieta Paleolítica na Vida Cotidiana

Essa foi então a apresentação da dieta Paleolítica e seus muitos benefícios potenciais a você. Nesse guia, delineamos montes de informação, eu sei. Pode ser difícil absorver isso tudo a princípio, mas não se preocupe em tentar. Ao invés disso, este capítulo do livro foi desenvolvido para te ajudar a seguir em frente com a informação que te foi transmitida neste guia, para que você aprenda a fazer esta dieta funcionar para as suas necessidades. Os que acompanharem as informações contidas neste guia podem alcançar perda de peso e melhorar suas condições de saúde de forma significativa. Use o conselho dado sobre as refeições. Você terá grandes benefícios caso siga o plano alimentar de 7 dias. Geralmente é difícil planejar uma refeição para a família inteira, e quando se restringe alimentos em particular ou se está tentando seguir uma dieta, tudo se complica ainda mais.

Se Mantenha Atento:

Atenção é importante quando se quer começar qualquer dieta. Quando se tem atenção, fica mais fácil compreender a história da dieta, do que ela consiste e o que ela vai fazer por você, e também como usá-la para fazer funcionar para o seu caso. Não importa o quando você já saiba sobre a Paleolítica, sempre tenha em mente que há espaço para crescimento e mais que se aprender, e que saber mais vai te fazer ter ainda mais resultados.

Existem diversas formas de se aprender mais sobre a dieta Paleolítica, incluindo fazer perguntas em fóruns; usar sites de busca por tópicos/palavras-chave relacionadas, para localizar informações e livros disponíveis sobre o assunto. Use redes sociais para se conectar com outras pessoas que usam a dieta. Facebook, Twitter e Instagram são sites populares que valem a pena usar nesse sentido.

Ataque a Dispensa:

 quando você se sentir pronto para começar a dieta, é hora de atacar a dispensa. A maioria dos alimentos incluídos na dieta Paleolítica são aqueles que você não tem armazenados, então retirar o que você não deve comer de lá, se livrar deles, é uma ótima forma de dar um empurrão a mais no início da sua dieta. Olhe com calma cada porta e prateleira, para garantir que não deixou nada para trás, incluindo pães, macarrão, batatas fritas e biscoitos, doces, cereais, feijões e ervilhas, refrigerantes e bebidas prontas – tudo que é processado deve ir embora. Quando esses alimentos não estão visíveis, fica mais fácil tirá-los da cabeça e se diminui bastante a chance de ter tentações.

Se Desintoxique:
algumas pessoas preferem se desintoxicar antes de fazer mudanças grandes como as que a gente tem nesta dieta. Se é algo que te interessa, faça as mudanças gradualmente. Existem montes de programas detox por aí, então vá com calma para encontrar o que funciona para você e que atenda melhor suas necessidades.

Faça Disso uma Experiência Divertida:
quem disse que você não pode fazer com que a dieta Paleolítica seja divertida? Com um pouco de criatividade e imaginação, qualquer pessoa pode se divertir em qualquer situação, inclusivenesta dieta incrivelmente positiva. Existem diversas formas pelas quais você pode fazer isso:

desde competir com um amigo para ver que faz mais mudanças numa semana até definir desafios com um grupo que esteja fazendo a dieta. Procure tirar algum tempo para planejar esse tipo de coisa. Isso vai facilitar muita coisa, e nada é melhor do que ter um sorriso no rosto ao final do dia.

Existe uma boa chance de você já estar comendo a maior parte dos alimentos da dieta, então fazer a transição para este novo estilo de vida alimentar não deve ser nem um pouco difícil para a maioria das pessoas. Lembre-se de dialogar com a dieta, saber mais sobre ela, e começar logo. Não há nada a perder. Esta é uma das dietas mais simples que você vai encontrar. Não se pode viver sem os alimentos que estão neste regime, mas se pode viver sem as tentações e alimentos excluídos dela. Existem diversas formas de se começar a dieta, e nós te mostramos até agora apenas algumas. Avalie todas as opções e comece a dieta da forma que vai te trazer mais benefícios.

Conclusão

Como nós já discutimos ao longo do curso deste livro, no fim das contas, a dieta Paleolítica vai envolver o cumprimento de um plano alimentar que é conhecido como sendo excepcionalmente benéfico à sua saúde geral e bem-estar. Com isso em mente, não há nada que te impeça de incorporar esta dieta nos seus planos de longo prazo.

Os alimentos sugeridos no plano alimentar vão se provar ser bastante positivos para a sua saúde. No entanto, você pode preferir ser um pouco mais cauteloso quando se tratar de carnes vermelhas. Esse tipo de carne é conhecido por conter altos níveis de gorduras saturadas e nunca é bom expor seu corpo a esse tipo de nutriente por longos períodos. Simplesmente substitua a carne vermelha por carne branca sem pele ou peixes oleosos e você estará no caminho para o sucesso.

Sendo honesto, carnes vermelhas, frutose e outros açúcares são os únicos riscos em potencial da dieta Paleolítica – e a maior parte desses riscos só será prevalente caso você seja diabético, em todo caso. Assim, seguir este regime a longo prazo é mais viável do que você pode imaginar.

Não importa o que aconteça, eliminar grãos da dieta é sempre positivo para a saúde. Hoje em dia, cada vez mais pessoas se mostram intolerantes a glúten ou trigo, e isto, como já explicamos neste livro, se deve primeiramente ao fato de que nossos corpos nunca se adaptaram a alimentos dessa natureza.

O mesmo é verdade quando se fala de laticínios. A dieta Paleolítica sugere a eliminação desses alimentos por um bom motivo: especialmente porque nós não somos vacas (nem bodes) e esses produtos foram criados pela Mãe Natureza para cevar bezerros e outras espécies de mamíferos, não para o consumo humano. O único tipo de leite que o *Homo sapiens* deveria consumir são os originados pelos seios de sua própria mãe. Esse leiteé geneticamente exato quando se trata de nutrientes necessários para o crescimento de um ser humano. Contém enzimas e anticorpos que ajudam a aumentar o sistema imune da criança e garantir um início de vida mais sadio. Leite de vaca nunca forneceria vantagens ao sistema imunológico, pela razão de ter sido feito para vacas e não humanos – realmente é simples assim. Essa é a principal razão pela qual nosso corpo reage de forma adversa a essa fonte alimentar estranha.

Os caçadores-coletores realmente faziam várias coisas certas. Deve ser mais que só uma coincidência o fato de saberem como providenciar alimentos tão nutritivos. Devem ter existidos longos períodos nos quais nossos ancestrais não eram capazes de comer bem. A evolução parece ter arranjado uma forma de não nos prejudicar com isso;de fato, o jejum não parecer ter prejudicado a eles de forma nenhuma. Ostensivamente, estes mesmos genes existem em cada célula de nosso corpo hoje, e apesar da ideia de jejuar nos encher de medo, é um fato provado cientificamente que o jejum pode nos ajudar a perder peso e que não nos prejudica.

Esperamos que este livro tenha te fornecido "alimento para a mente" de verdade, quando o tema é um plano alimentar alternativo. Esqueça essas dietas como a Atkins e outros regimes potencialmente deletérios que existem hoje; ao contrário, cada vez mais as pessoas querem encontrar um regime que seja conhecido por ser sadio para seu corpo e os ajude a perder peso simultaneamente. Se tal programa for conhecido por ser benéfico à saúde em geral, tanto melhor – e esse é o caso da dieta Paleolítica.

Leve tudo o que você aprendeu nesse guia com você, pelo resto de sua vida. Isso vai te ajudar a levar um estilo de vida muito mais atento ao futuro. Ainda mais, ele vai te permitir que você sinta muito menos dores quando envelhecer. E o mais importante? Deve te ajudar a reduzir suas chances de desenvolver câncer, doenças cardiovasculares, demência e mal de Alzheimer, e muitas outras doenças, exponencialmente – o que é um ponto positivo enorme, sem dúvidas.

Apesar de qualquer novo programa alimentar parecer desafiador a princípio, caso resolva seguir as diretrizes da dieta Paleolítica por algum tempo, você deve ser capaz de perceber seu corpo te agradecendo fisicamente por ter seguido esse estilo de vida, em primeiro lugar. Tudo vai melhorar em você internamente e não mais vai sentir aquela vontade imensa de comer petiscos doces e gordurosos, entre outros alimentos que anteriormente eram uma parte significante da sua dieta. Logo, seu corpo vai se acostumar a este novo estilo de vida e você estará extremamente surpreso com o quanto você será capaz de mantê-lo a longo prazo.

Então, da próxima vez que você ouvir a expressão "Dieta Paleolítica", você saberá exatamente no que este programa consiste. Você saberá que esta não é mais uma dieta fantasiosa que surgiu em Hollywood, e que existem possibilidades realmente tremendas de melhorar sua saúde e perder peso com este programa.

Esse livro existe para te educar e permitir que você adote um estilo de vida alternativo que é muito mais sadio do que o de uma pessoa média do século XXI. Não se pode absorver toda essa informação e não levar pelo menos alguns aspectos dela contigo pelo resto da vida – isso seria descuido e estupidez.

Esperamos que você descubra que o conteúdo deste livro será extremamente favorável para você em qualquer situação. Se dê uma chance de verdade de experimentar a dieta Paleolítica – você não tem nada a perder, afinal. Se você conseguir seguir a dieta por um período de pelo menos seis semanas, é praticamente garantido que você vai se sentir melhor consigo mesmo e que comece a ver um pouco de peso extra desaparecer. Isso significa que agora você sabe exatamente onde procurar quando pensar sobre programas de emagrecimento e regimes, e você nunca mais vai precisar continuar procurando.

Eu te desejo toda a sorte do mundo, meu amigo!

Parte 2

Introdução

Quero agradecer e parabenizá-lo pela compra do livro.

Este livro contém etapas e estratégias comprovadas sobre como ter um estilo de vida saudável através das maravilhas de Dieta Paleolítica. Neste livro, você aprenderá as maravilhas da Dieta Paleo. No final deste livro, sua aparência vai melhorar e você vai sentir absolutamente maravilhoso devido a todos os benefícios da Dieta Paleo. Eu garanto que você verá muitos benefícios deste livro e sua vida será virada de cabeça para baixo. O que você está esperando?! Comece a ler!

Obrigado novamente por adquirir este livro, espero que você goste!

Capítulo 1: Introdução à Dieta Paleo
Início da Dieta Paleo

Dieta Paleo surgiu em 1980, mas sua eficácia como um programa de perda de peso só foi reconhecida recentemente. É uma dieta para perda de peso baseada em como nossos ancestrais comiam durante a Era Paleolítica. Daí o nome Dieta Paleo.

Durante a Era Paleolítica ou Velha Idade da Pedra, nossos ancestrais só comiam alimentos que conseguiam por meio de caça ou coleta. Sua dieta habitual era composta principalmente de frutas, legumes, peixes e carnes. No entanto, a maioria de suas refeições principais eram mais de peixes e carne. Frutas e legumes compunham seus lanches.

Suas refeições eram geralmente cruas, sem tempero e não processadas. Eles também comiam apenas quando estavam com fome e paravam de comer quando estavam cheios. Eles não observaram um horário ou cardápio estrito de refeições.

Outra diferença significativa na dieta dos primeiros humanos foi a ausência de grãos. Durante o período paleolítico, a agricultura não era praticada. Nossos ancestrais não plantavam sua própria comida nem criavam seu próprio gado ou aves domésticas. Eles comiam animais e plantas selvagens, que não estavam expostos a muitos produtos químicos sintéticos tóxicos.

Apesar de sua ingestão instável de alimentos, a maioria dos nossos ancestrais viveu por mais de 100 anos. Muitos cientistas acreditavam que era por causa de sua dieta. Eles também acreditavam que era a razão pela qual os primeiros humanos eram musculosos, magros e saudáveis.

Quando a dieta Paleo surgiu, ela foi considerada ineficaz por muitos nutricionistas. Especialistas alegaram que a dieta paleolítica era eficaz para os primeiros humanos porque eles não foram expostos a muitos radicais. Seus genes eram projetados para se adaptar ao clima e outros fatores durante aquela era. As pessoas modernas têm genes diferentes, que são projetados para se adaptar aos fatores que estão presentes hoje.

Depois de descobrir a razão pela qual ela não foi eficaz, os nutricionistas tentaram corrigir a dieta e a projetaram para se adequar à era atual.

Assim, hoje, a dieta Paleo é resumida como uma dieta em que você:

1. Come mais carne durante as refeições principais.
2. Come mais frutas e legumes como lanches.
3. Come comida orgânica.
4. Coma mais comida crua ou não cozida.
5. Coma apenas quando estiver com fome.

Benefícios da Dieta Paleo
Depois de décadas estudando a dieta paleo, nutricionistas e especialistas em

nutrição acreditam que essa dieta pode fazer maravilhas para o corpo. Aquiestãoalguns dos benefícios comprovados da dieta paleo:

1. Ela melhora o sistema imunológico.

O menu habitual da dieta paleo é composto por frutas e legumes frescos. Frutas e legumes frescos são ricos em vitamina C, E, K e A. Essas vitaminas são essenciais para fortalecer o sistema imunológico.

2. Eles fortalecem o coração e curam a hipertensão.

Algumas pessoas pensam que a dieta é ruim para o coração porque é composta principalmente de carne. No entanto, a dieta paleo exige que a carne seja orgânica. Carnes orgânicas são ricas em óleos ômega e contêm apenas gordura monoinsaturada. Esses nutrientes comprovadamente ajudam a fortalecer o coração e curam a hipertensão. Além disso, a adição de frutas e legumes na dieta também ajuda a minimizar a inflamação no coração e no sistema circulatório.

3. Mantém a pele jovem e saudável.

Alguns podem questionar o efeito das dietas paleo na pele. Carnes são erroneamente associadas com pele de tom irregular e acne. Não existem estudos que ligam diretamente carnes a problemas de pele. De fato, os óleos da carne orgânica são considerados os melhores para nutrir as glândulas da pele. Glândulas da pele saudável ajudam na remoção das toxinas do corpo.

As frutas e legumes orgânicos também são ricos em vitamina A, C e E, que são ótimos para manter a pele jovem e saudável.

4. Ajudam você a perder peso.

Alguns podem pensar que, porque a dieta é composta principalmente de carne, isso fará com que você ganhe peso. De alguma forma, essa observação é verdadeira. No início, a dieta irá ajudá-lo a ganhar peso, mas é porque ela está tentando fazer com que seu corpo se adapte à dieta.

Ao continuar com a dieta, você começará a perder peso. Isso é porque você não estará introduzindo gordura saturada e altos carboidratos em seu sistema. Gordura saturada, colesterol e carboidratos são uma das principais razões pelas quais você ganha peso. Se você mudar para a dieta Paleo, irá parar de introduzi-los em seu corpo.

As frutas e legumes da dieta também ajudarão a fortalecer seu sistema digestivo. Um sistema digestivo saudável ajudará a expulsar elementos nocivos e toxinas do corpo.

5. Isso ajuda você a dormir melhor.

Durante a semana de transição, você pode ter problemas para dormir. Isso é por causa das alterações de humor, depressão temporária e/ou ansiedade provocadas pelas mudanças em seu corpo. No entanto, à medida que você continua com a dieta, você pode dormir melhor.

Carboidratos produzem energia. Quanto mais carboidratos você ingere, mais energético você se torna. Isso pode fazer com que você fique hiperativo à noite. Como a dieta paleo não tem muitos carboidratos, sua energia pode ser regulada, especialmente à noite.

Benefícios Médicos da Dieta Paleo
Dieta paleo também é usada para ajudar pessoas com certas condições médicas, como as listadas abaixo.

Diabetes

As pessoas diabéticas são aconselhadas a observar uma dieta com baixo teor de gordura, carboidrato e açúcar. A dieta paleo se encaixa em tudo isso.

Embora a dieta seja rica em proteínas, ela é pobre em gordura porque elimina os laticínios. Carne magra tem baixo teor de gordura. A dieta também não inclui grãos ou produtos feitos a partir de grãos. Grãos são ótimas fontes de carboidratos e açúcar. Assim, a pessoa diabética pode desfrutar da dieta paleo sem muita preocupação.

Doença Celíaca

A doença celíaca refere-se à hipersensibilidade do intestino delgado ao glúten. Pessoas com esta doença devem comer apenas alimentos sem glúten. O glúten é geralmente encontrado em grãos. Já que a dieta Paleo elimina grãos de seu alimentos permitidos para comer, pode ser uma boa dieta para pessoas com doença celíaca.

Anemia

Anemia é uma condição médica que faz com que uma pessoa tenha poucas hemoglobinas ou glóbulos vermelhos. Para ajudar a aumentar a hemoglobina, suplementos de ferro são frequentemente receitados ao paciente. Carnes vermelhas também são ótimas fontes de ferro. A proteína também é essencial para manter a produção de ferro no organismo. A dieta paleo é uma dieta rica em proteínas, portanto, pode ajudar na cura da anemia.

Transtornos de Hiperatividade

Alguns estudos recentes mostram que as dietas paleo podem ajudar a controlar a hiperatividade. Pode relaxar os nervos e equilibrar a química do cérebro. Muitos especialistas estão recomendando a dieta para pessoas com TDAH e outros transtornos de hiperatividade.

Pessoas que Deveriam Evitar a Dieta Paleo

Dieta Paleo pode ser uma boa dieta para muitos, mas pode não funcionar com algumas pessoas, especialmente aquelas que são mencionadas abaixo.

Mulheres com Síndrome Pré-Menstrual e em Perimenopausa ou Menopausa

A dieta paleo não é uma boa fonte de cálcio, portanto, pode causar osteoporose para aqueles que têm deficiência de cálcio. As mulheres com síndrome pré-menstrual ou aquelas que estão passando pelos estágios da menopausa não produzem estrogênio suficiente. O estrogênio é essencial na produção de cálcio em mulheres. Observar a dieta pode aumentar o risco de osteoporose.

Pessoas com Síndrome da Fadiga Crônica

Síndrome da fadiga crônica (SFC) é um distúrbio que faz com que o paciente fique extremamente cansado. O paciente deve aumentar sua energia para reduzir a fadiga. Para produzir energia, ele precisa ingerir grande quantidade de carboidratos. Paleo é uma dieta baixa em carboidratos e pode piorar a doença.

Pacientes com Fibromialgia

A fibromialgia é uma condição médica semelhante à SFC. No entanto, a fibromialgia é acompanhada por dores esqueléticas generalizadas, depressão e síndrome do intestino irritável. A dieta Paleo provou ter efeitos adversos em pessoas com esta doença porque intensifica os sintomas.

Atletas em Treinamento de Velocidade

Atletas como nadadores, jogadores de basquete ou aqueles que participam de esportes que exigem velocidade não devem estar sob a dieta paleo. A dieta paleo é boa para desenvolver os pontos fortes dos atletas, mas os deixa lentos. Mais uma vez, o culpado é a falta de carboidratos. Sem carboidratos, o corpo não terá combustível para produzir energia. Isso pode fazer com que o atleta se canse facilmente ou desacelere.

Capítulo 2: Alimentos para Comer e Evitar
Como determinar qual alimento comer e qual evitar?

Especialistas desenvolveram um sistema para saber se o alimento deve ser incluído ou não na dieta. Aquiestá a lista de verificação:

1. Deve ser rico em proteínas.
2. Deve ser rico em gorduras monoinsaturadas e poliinsaturadas.
3. Deve ser rico em potássio.
4. Deve ser rico em vitaminas e minerais, especialmente em A, C, E, K, iodo e zinco.
5. Deve ser mais alcalino e menos ácido.
6. Deve ser rico em antioxidantes.
7. Não deve ser processado ou embalado.
8. Deve ser baixo em sal ou sódio.

9. Deve ser baixo em açúcar. O alimento deve ter uma baixa pontuação no índice glicêmico (idealmente, menos de 55).

10. E, deve ser baixo em carboidratos. Os carboidratos devem ser inferiores a 10 gramas.

Qualquer alimento que falhe em qualquer um dos números de 7 a 10 deve ser excluído da dieta.

Abaixo está a lista de alimentos para comer e evitar:

Alimentospara Comer Muito	Alimentos para Comer com Moderação	AlimentosparaExcluir
Carne Claras de ovo	Vegetais com amido	Grãos Leite e seus Derivados

Peixes Frutos do mar Frutas vermelhas Vegetais de folhas verdes Tomates Pepino Cebola Alho Pimenta Especiarias Frutas cítricas Maçã Pera Banana Óleo que contém gorduras Monoinsaturadas ou Poliinsaturadas Azeite de	selecionados, como: Abobrinha Abóbora Beringelas Cenouras Brócolis Couve-flor Beterrabas Inhames Milho Nozes selecionadas como: Macadâmia Amêndoa Avelã Frutos	Lentilhas Vagens, incluindo amendoim Alimentos processados Tofu Adoçantes artificiais Açúcar Batatas (comuns ou doces) Junkfood Alimentos muito salgados Frutas e legumes cristalizados, em geleias e em conserva Sucos de Fruta Açúcares Refinados Óleos Refinados

oliva Óleo de coco	ricos em amido como: Banana Goiaba Sementes Selecionadas como: Sementes de Abóbora Sementes De Melancia Sementes de Girassol Óleo de semente de gergelim Óleo de milho Vinho feito a	Refrigerante Bebidas alcoólicas de grãos fermentados como cervejas e vinho de arroz

	partir de frutas fermentadas	

Conceitos Errôneos sobre Dieta Paleo

Existem muitas concepções sobre os alimentos incluídos na dieta. Alguns adeptos pensam que porque um alimento é incluído na dieta, eles devem comer muito dele. Isso pode ser verdade se você for diabético ou estiver usando a dieta para fins médicos. Lembre-se que a dieta paleo não é para perder peso. Perder peso é apenas um dos benefícios da dieta.

Assim, se você quiser efetivamente perder peso, ainda precisa fazer o seguinte:

1. *Observe suas proporções.* Comer 180 gramas de carne por refeição não causará ganho de peso. Mas, se você comer 500 gramas de carne por refeição e não for extremamente ativo, provavelmente ganhará peso. Assim,

você só deve comer uma certa proporção dos alimentos permitidos na dieta. Aqui está uma boa relação de quais devem ser as proporções de sua refeição:

- *A carne deve ser de 35% a 45% da sua refeição.*

- *Vegetais de folhas verdes devem ser de 15% a 25%.*

- *Legumes ricos em amido permitidos devem ser de 10% a 15%*

- *Frutas devem ser de 20% a 40% do prato.*

2. *Continue se exercitando.* A dieta paleo irá ajudá-lo a parar de ganhar gorduras ou fatores que fazem com que você ganhe peso. Exercício irá ajudá-lo a perder as gorduras existentes que estavam presentes antes de você observar a dieta. Se você confiar apenas na força da dieta, você levará mais de trinta dias para perder peso.

Capítulo 3: Transição para a Dieta Paleo

A transição para a dieta paleoé a etapa mais importante e mais difícil da dieta paleo. A semana de transição é os primeiros 10 dias do seu desafio de 30 dias.

O que Acontece Durante o Estágio de Transição

Durante a semana de transição, você elimina lentamente as coisas proibidas pela dieta. Normalmente, na primeira semana ou 7 dias, você limita os alimentos proibidos.

Eliminar grãos, açúcares e outros alimentos que você come normalmente pode afetá-lo fisicamente e mentalmente. Se você não conseguir entender e superar os efeitos da transição, então você pode não perder peso com sucesso e tornar-se saudável através da dieta.

Aqui estão algumas das coisas que podem acontecer com você durante a transição.

1. *Você pode ficar exaltado ou irritável.* Durante a semana de transição, você

come menos carboidratos do que costumava. Isso pode deixá-lo insatisfeito com sua refeição. De acordo com os estudos, pessoas que ficam decepcionadas com a refeição, especialmente o café da manhã, provavelmente ficam irritadas ou mal-humoradas ao longo do dia.

Além disso, a diminuição súbita de carboidratos na sua dieta pode provocar mudanças de humor.

2. *Você pode sofrer falta de foco.* Especialistas dizem que as mudanças na dieta habitual ou a insatisfação com a nova dieta podem resultar em dificuldade na concentração, o que pode afetar seu desempenho em suas tarefas diárias ou trabalho. Você também pode ficar inquieto por causa da mudança nos horários de alimentação.

Enquanto estiver sob a dieta Paleo, você só pode comer quando estiver com fome. Isso pode atrapalhar sua rotina de fazer refeições em uma determinada hora do dia. Por exemplo, você costuma fazer suas refeições às 8h, às 12h e às 19h. Como a dieta exige que você coma apenas quando estiver com fome, pode ser que você tenha que pular o almoço. Na hora do almoço, você pode não ter certeza se vai almoçar ou não. Se você pular a refeição, você pode sentir falta ou descontente por não poder se concentrar em seu trabalho.

3. *Você pode ter problemas para dormir.* (Veja a discussão no Capítulo 1, em Benefícios da Dieta Paleo.

Coisas para Lembrar Durante o Estágio de Transição

1. *Vá com calma.* Quanto mais lento você faz a transição, menos você sente as mudanças em seu corpo. Você pode se sentir menos desconfortável. Quando você faz a transição lentamente, você desenvolve paciência. Isso pode ajudá-lo a resistir a alimentos não paleo

durante o estágio paleo propriamente dito.

2. *Não espere perder muito peso.* Muitos adeptos da direta paleo desanimam porque a perda de peso é mínima. Durante a semana de transição, você pode apenas perder de 1 a 2 quilos. Você deve entender que durante a semana de transição, seu corpo ainda está recebendo muitos carboidratos e gorduras insalubres. Assim, você ainda está ganhando peso enquanto tenta perdê-lo.

Dicas para Ter uma Transição Bem Sucedida

1. *Limpe sua geladeira e despensa dos alimentos proibidos.* À medida que diminui a ingestão desses alimentos proibidos, você também deve diminuir a quantidade de alimentos não paleo que você tem em sua cozinha. É mais fácil ajustar suas refeições para se adequar à dieta paleo se você não tiver

alimentos proibidos em sua despensa ou geladeira.

2. *Alternadamente, coma alimentos proibidos e seu substituto durante o dia.* Será difícil para um iniciante remover totalmente os alimentos proibidos que normalmente come durante o dia. Assim, os nutricionistas sugerem alternar os alimentos proibidos e o substituto durante as refeições.

   Por exemplo: De manhã, você pode comer seu cereal, mas durante o almoço, você pode comer salada em vez de arroz ou macarrão. Durante o jantar, você pode comer uma pequena porção de purê de batata. No dia seguinte, você pode não comer grãos no café da manhã ou no almoço, mas apenas comer uma pequena porção de macarrão para o jantar.

3. *Procure ajuda de grupos de apoio.* Especialistas dizem que quem

começa a dieta precisa de muito incentivo durante o estágio de transição. Encorajamento de outros adeptos da paleo pode ajudar o iniciante a terminar o desafio de trinta dias e continuar a dieta.

4. *Cozinhe sua própria comida.* A única maneira de ter certeza de que você está comendo um cardápio paleo é cozinhando você mesmo. Isso significa que você pode ter que evitar comer refeições fora. Você também pode ter que resistir a participar de jantares por um tempo.

5. *Informe seus amigos ou as pessoas ao seu redor que você está em uma dieta Paleo.* Às vezes, a tentação de quebrar sua dieta pode vir das pessoas ao seu redor. Eles podem te oferecer um prato para comer que não é compatível com paleo porque eles não sabem que você está observando a dieta. Você deve informá-los que você está seguindo

uma dieta paleo rigorosa, para que eles possam respeitar sua preferência e evitar quaisquer equívocos sobre o seu comportamento.

Planos de Refeição da Fase de Transição de Dez Dias

Para ajudá-lo a começar sua fase de transição, você pode usar este plano de refeições. As receitas de alguns dos alimentos incluídos no plano serão incluídas no próximo capítulo.

Café da manhã	Almoço	Jantar
1 xícara de aveia com 2 colheres de sopa de leite 1 banana 1 xícara de laranja / toranja fresca	1 prato de salada verde e folhuda 1 xícara de suco de tomate	1 bife de filé mignon do tamanho de uma palma com molho ½ xícara de purê de batatas

espremida	1-180 gramas de peixe livre de mercúrio	1 xícara de suco de laranja
2 claras de ovos mexidas com ervas e especiarias ½ xícara de arroz de couve-flor ½ copo de leite	1 peito de frango assado 1 xícara de brócolis cozido 1 xícara de suco de maçã	1 180 gramas de salmão grelhado Esparguete de abobrinha com óleo de alho 1 banana 1 xícara de vinho branco ou qualquer suco
Cereal Paleo 1 xícara de café/cacau/ch	1rollnori de peixe e vegetais	½ xícara de lentilhas 1 carne de

á	1 xícara de suco de tomate	hambúrguer do tamanho da palma com molho de vinho tinto ½ xícara de frutas vermelhas 1 xícara de suco de tomate
1 Burrito Paleo 1 xícara de suco de tomate	1 prato de salada de frango e abacate 1 xícara de suco de maçã	Fígado de cordeiro frito com cebola e uva caramelizada 1 xícara de arroz de abobrinha 1 xícara de suco de

		laranja
2 porções de muffins salgados de ovos 1 xícara de lavanda ou limão	1 porção de frango frito	1 porção de bolos de caranguejo ½ porção de salada de abóbora, tomate e abacate 1 xícara de suco fresco
1 xícara de aveia torrada com frutas vermelhas 1 xícara de chá	1 porção de salada de frango e pepino 1 xícara de suco fresco	1 porção de curry de carne 1 xícara de arroz de abobrinha 1 xícara de suco fresco
1 porção de batida de	1 filé de frango frito do	1 xícara de salada de atum

couve e manga	tamanho de uma palma (frite usando óleo de coco) 1 xícara de arroz de couve-flor	lascado 3 biscoitos paleo de sal e pimenta 1 xícara de suco de tomate
1 porção de salada de ovo e tomate 1 xícara de suco de laranja fresco	1 porção de salada de sardinha e legumes com molho de abacate	1 peru assado do tamanho de uma palma 1 xícara de arroz de couve-flor ½ fatia de manga ou mamão 1 xícara de

		suco fresco
Panquecas de Canela 1 xícara de café ou chá	2 porções de pizza paleo 1 xícara de suco fresco	Salmão grelhado 1 xícara de couve-flor cozida com molho branco 1 fatia de abacaxi
1 sopa chinesa de ovo com frango e legumes	1 porção de espaguete de abóbora em molho de tomate 1 xícara de suco ou vinho branco	2 espetos de kebab de carne e vegetais 1 xícara de sopa de creme de abóbora e coco

* Como você pode notar, as refeições dos últimos quatro dias da fase de transição já são compatíveis com a paleo. Durante estes dias, você ainda está autorizado a usar ingredientes que não estão incluídos na dieta, como você pode usar o óleo refinado para fritar ou usar leite de vaca ou creme de leite em vez de leite ou creme de coco ou amêndoa. No entanto, é altamente recomendável que você faça dos últimos dois dias estritamente paleo para uma transição breve para a dieta Paleo.

Capítulo 4: As Receitas
Receitas de Café da Manhã

Burrito Paleo

Ingredientes:

- 2 ovos, gemas e claras separadas
- 1 colher de chá de coentro
- 1 colher de sopa de pimentão vermelho
- ¼ xícara de sobras de carne de vaca (frango e carne preferencialmente)
- 1 colher de sopa de cebola picada
- 2 colheres de sopa de tomates fatiados
- ½ de um abacate pequeno, fatiado
- 1 colher de chá de coentro picado
- 1 colher de sopa de pimenta verde, opcional
- Sal e pimenta
- Azeite de oliva

Instruções:

Bata a clara até ficar espumosa. Adicione uma pitada de sal e pimenta. Aqueça uma frigideira antiaderente de 9" ou 10" em fogo baixo. Coloque um pouco de azeite de oliva. Despeje a clara de ovo. Cubra por um minuto ou dois.

Usando uma espátula, transfira o burrito de ovo para um prato.

Na mesma frigideira, coloque um pouco de azeite de oliva. Refogue a cebola até ficar translúcida. Adicione as sobras de carne. Cozinhe por 2 a 3 minutos.

Adicione a pimenta vermelha, pimentas e tomates. Cozinhe por mais 2 minutos.

Enquanto isso, bata as gemas. Despeje na mistura de carne e misture. A mistura deve estar quebrada e não se parecer com um omelete.

Leve a mistura de carne para um lado das claras de ovos. Cubra com fatias de abacate. Enrole o burrito e aproveite.

Cereal Paleo

Ingredientes:

- Um punhado de castanhas de caju ou amêndoas
- 2 colheres de sopa de sementes de abóbora, torradas
- 1 colher de chá de sementes de chia
- 1/3 xícara de leite de coco
- 1/3 xícara de água (água de coco também pode ser usada)

- Um punhado de mirtilos e/ou framboesas ou uma banana

Instruções:

Coloque as castanhas e as sementes em um processador de alimentos. Bata até chegar à robustez desejada. Deixe de lado por enquanto.

Mergulhe as sementes de chia no leite de coco por 3 a 5 minutos. Em seguida, adicione a mistura de castanhas. Adicione água gradualmente

Muffin de Abobrinha

Ingredientes:

- ¼ xícara de farinha de coco
- ½ xícara de farinha de tapioca
- ½ farinha de amêndoa
- ½ xícara de azeite de oliva
- 3 ovos
- ¼ xícara de água
- ½ colher de chá de alho picado recentemente
- 1 colher de chá de fermento em pó
- 1 colher de chá de bicarbonato de sódio
- ½ xícara de abobrinha ralada

- 3 colheres de sopa de sobras de carne ou frango, moída
- 2 colheres de sopa de tomate seco picado
- sal

Instruções:

Preaqueça o forno a 180 graus Celsius.

Combine as farinhas, bicarbonato de sódio e fermento em pó, alho. Adicione uma pitada de sal. Misture completamente.

Em uma tigela separada, bata os ovos. Adicione o óleo, a água e a carne. Em seguida, adicione a abobrinha ralada e os tomates secos. Misture bem.

Adicione a farinha à mistura de ovos. Misture com uma colher de pau.

Unte 6 forminhas de muffin com azeite. Despeje a mistura em cada forminha. Asse por 20 minutos. Rende 6 muffins.

Dica: O muffin tem uma crocância semelhante a um biscoito. Você pode comer como café da manhã ou um lanche. Você também pode dobrar a receita e guardar o muffin em um recipiente hermético. O muffin pode durar 5 dias se armazenado corretamente.

Salada de Ovo e Tomate

Ingredientes:

- 2 ovos picados
- 3 tomates picados
- Sal e pimenta
- 1 colher de chá de suco de limão

Basta combinar os ovos e tomates. Adicione o suco de limão. Misture. Adicione sal e pimenta a gosto.

Panqueca de CanelaPaleo

Ingredientes:

- ¼ xícara de farinha de amêndoa
- 3 colheres de sopa de farinha de coco
- 1 colher de chá de fermento em pó
- 4 ovos
- 1 colher de chá de óleo de coco
- 1 colher de chá de canela em pó
- 2 pedaços de banana, cortados em tamanhos de mordida
- ½ colher de chá de gengibre ralado
- 1 colher de chá de baunilha
- ⅓ xícara de uvas passas (opcional)

Instruções:

Coloque a banana, o óleo, os ovos, o gengibre, a canela e a baunilha no liquidificador. Misture até ficar homogêneo. Adicione as farinhas e o fermento em pó. Misture até incorporar completamente.

Coloque uma panela antiaderente em fogo baixo. Coloque algumas gotas de óleo de coco na panela.

Despeje ¼ de xícara da mistura na panela. Cozinhe cada lado por um minuto. Se você estiver usando passas, coloque duas ou três passas na panqueca antes de virar. Rende 10 a 12 panquecas. Sirva com mel ou xarope de bordo.

Sopa chinesa de ovo com frango e legumes
Ingredientes:

- 1 copo de sobras de frango, cortado em tiras
- ¼ xícara de talo de aipo picado
- ¼ xícara de cenouras picadas
- 1 colher de sopa de cebola picada
- 1 dente de alho picado

- 1 alho-poró picado
- 2 gemas de ovo
- 1 clara de ovo
- Sal e pimenta
- 2 xícaras de água

Ingredientes:

Em uma panela funda, despeje a água e adicione o frango. Ferva por 5 minutos. Adicione os legumes. Ferva por mais 3 minutos. Adicione sal e pimenta.

Em uma tigela pequena, misture os ovos. Desligue o fogão. Derrame os ovos na mistura de frango e legumes. Mexer bem. Sirva. Rende 2 porções.

Substitutos de Grãos

Arroz de couve-flor

Ingredientes:

- 1 xícara de couve-flor ralada
- ¼ xícara de cebola branca ou amarela, picada
- 2 dentes de alho picados
- 1 colher de chá de azeite ou óleo de coco

Instruções:

Em uma frigideira colocada em fogo médio, adicione o óleo de coco. Refogue a cebola até ficar translúcida. Adicione o alho. Cozinhe por mais um minuto. Adicione a couve-flor. Cozinhe por três minutos. Adicione sal e pimenta a gosto.

Arroz De Abobrinha
* Os ingredientes são os mesmos que o arroz de couve-flor, exceto que a abobrinha substitui a couve-flor.

Instruções:

Corte a abobrinha ao meio. Esfregue o meio com óleo de coco. Asse por 15 minutos em um forno de 185 graus Celsius.

Retire do forno e rale.

Siga as instruções para fazer o arroz de couve-flor.

Espaguete de Abobrinha ou Abóbora
Ingredientes: Abóbora ou abobrinha, óleo de coco

Instruções: Corte o vegetal ao meio. Escove o interior com óleo de coco. Asse por 15 minutos a 185 graus Celsius. Corte os vegetais em tiras longas.

Saladas
Salada de Sardinha e Legumes com Molho de Abacate

Ingredientes:

- 1 lata de 100 gramas de sardinha em água
- ½ xícara de rúcula
- ½ xícara de cenoura e/ou repolho picado
- 2 colheres de sopa de suco de limão
- ¼ pimentãoamarelo
- 2 colheres de sopa de cebola verde

Para o molho:

- ¼ de um abacate médio
- 3 tomates picados
- 2 colheres de sopa de vinagre de maçã
- 1 colher de sopa de suco de limão
- 6 colheres de sopa de azeite
- ¼ colher de chá de mostarda Dijon

Instruções:

Regue o limão sobre a cenoura e/ou repolho. Misture bem e coloque em uma tigela. Adicione a rúcula, o pimentão e a cebola verde. Cubra com as sardinhas.

Para o molho, misture todos os ingredientes em um processador de alimentos. Despeje sobre a salada.

Misture. Serve 1 pessoa.

Salada de Atum

Ingredientes:

- 1 200 gramas de atum em água, em flocos
- 1 cebola vermelha, cortada em fatias finas
- 1 talo de aipo picado
- ¼ xícara de repolho desfiado
- 2 colheres de sopa de abacate, esmagado
- 1 colher de chá de azeite de oliva
- 1 colher de chá de suco de limão

Misture o atum e os vegetais. Em uma tigela, misture o limão, o abacate e o azeite. Adicione à mistura de atum e misture. Adicione sal e pimenta a gosto.

Frango e Abacate/Salada de Frango e Pepino

Ingredientes:

- 1 180 gramas de filé de frango assado com alecrim, limão e tomilho (pode ser sobras de um frango assado)
- 2 xícaras de espinafre ou rúcula
- 5 tomates-cereja, cortados ao meio
- 1 xícara de abacate ou 1 xícara de pepino (ou você pode misturá-las para render 1 xícara)
- Suco de 1 limão.

Para o molho:
- 3 colheres de sopa de azeite
- Suco de 1 lima
- ½ colher de chá de mel cru
- Fatias de pimenta vermelha (opcional)

Instrução: Combine os tomates, abacate/pepino e espinafre. Regue com suco de limão. Arrume em um prato. Cubra com pedaços de frango assado.

Para o molho: Misture todos os ingredientes e despeje sobre a mistura de frango. Misture bem.

Entradas para Almoço e Jantar

Enroladinho Nori de Peixe e Legumes
Ingredientes:

- 1 folha de nori
- 1 folha de alface
- ½ xícara de brócolis cozido, cortado em tiras finas
- ¼ de um abacate médio, cortado em fatias finas
- 1 200 gramas de atum em água, em flocos (salmão, cavala e sardinha também podem ser usados)

Instruções:

Espalhe a folha de alface em cima do nori. Coloque metade do atum em cima da alface. Adicione uma camada de brócolis. Cubra com outra camada de atum. Organize as fatias de abacate.

Role com cuidado o nori para a outra extremidade, selando o recheio no interior.

Para o molho, basta combinar 2 colheres de sopa de molho de peixe e suco de ½ limão.

Hambúrguer de Carne

Ingredientes:

- 450 gramas de carne moída
- 1 cebola grande picada

- 2 dentes de alho picados
- 2 ovos
- 1 colher de chá de pimenta
- 1 colher de chá de sal
- ¼ xícara de farinha de coco
- ¼ xícara de cebola verde picada
- ¼ xícara de pimentão vermelho picado

Instruções:

Misture todos os ingredientes, exceto os ovos e farinha. Adicione um ovo e misture bem. Adicione a farinha de coco. Misture. Adicione o último ovo e misture bem.

A mistura deve ser espessa o suficiente para ser moldada em bolas. Se estiver muito úmida, você pode adicionar mais farinha de coco. Molde em bolas e achate em formato de empadas.

Coloque uma panela antiaderente em fogo médio. Regue com óleo de coco. Cozinhe as empadas por cinco minutos de cada lado. Sirva com molho de vinho tinto ou qualquer molho paleo.

Fígado de Cordeiro com Cebola e Uvas Caramelizadas

Ingredientes:

- 2 fígados de cordeiro
- Sal e pimenta
- 1 cebola grande
- 15 uvas pretas
- 2 xícaras de espinafre
- 1 colher de chá de molho inglês
- Óleo de coco
- 1 dente de alho picado
- Suco de ½ limão

Instruções:

Limpe o fígado e seque. Adicione sal e pimenta e deixe de lado por enquanto.

Fatie ou pique 10 das uvas pretas. Deixe de lado por enquanto.

Aqueça uma panela de 9" em fogo médio. Regue com um pouco de óleo de coco. Refogue o alho até ficar translúcido. Adicione as uvas picadas ou fatiadas. Misture. Cozinhe por mais um minuto. Adicione o molho inglês. Esprema o suco de uva sobre a mistura. Continue a cozinhar, mexendo até a cebola ficar caramelizada. Deixe de lado por enquanto.

Em uma panela separada, colocada em fogo médio, aqueça uma colher de chá de óleo de coco. Refogue o alho. Adicione o espinafre. Cozinhe até o espinafre ficar ligeiramente murcho. Retire do fogo e regue com o suco de limão. Arrume em um prato.

Na mesma panela, adicione outra colher de sopa de óleo de coco. Frite os fígados por três minutos em ambos os lados. Coloque sobre o espinafre. Cubra com a cebola caramelizada e uvas.

Curry De Carne

Ingredientes:
- 1 cubo de carne magra, 1" de tamanho
- 1 colher de sopa de curry em pó
- ½ xícara de leite de coco
- 1 cebola média, fatiada
- 3 dentes de alho fatiados
- ½ xícara de água
- ¼ xícara de pimentão vermelho
- ¼ xícara de pimentão verde
- ¼ colher de chá de gengibre picado
- 1 pimenta vermelha grande cortada em fatias finas
- Óleo de coco

- Sal e pimenta
- Cenouras (opcional)

Instruções:
Coloque uma panela wok em fogo alto. Adicione duas colheres de sopa de óleo de coco. Refogue a cebola até ficar translúcida. Mexa no alho. Em uma tigela pequena, misture o curry e 2 colheres de sopa de água. Adicione a mistura de curry, gengibre, carne e cenoura, se estiver usando. Temperar com sal e pimenta. Refogue por dois minutos.

Despeje o leite de coco sobre a carne. Adicione água se quiser uma consistência mais fina. Levante fervura. Deixe ferver por cinco minutos. Adicione as pimentas e cozinhe por dois minutos. Retire dofogo.

Lanches

Biscoitos Paleo

Ingredientes:
- 2 xícaras de farinha de amêndoa/farinha de coco
- 1 ovo
- 1 colher de chá de pimenta
- 1 colher de chá de sal

Instruções:

Pré-aqueça o forno a 180 graus Celsius.
Combine todos os ingredientes até formar uma massa. Abra a massa para 1/8" de espessura. Corte nas formas desejadas. Arrume em uma assadeira e asse por 10 a 15 minutos.
Dica: Você pode adicionar outras ervas e especiarias à massa.

Biscoitos de Banana

Ingredientes:
- 2 bananas
- Sal
- Óleo de coco

Instruções:
Pré-aqueça o forno a 185 graus Celsius.
Fatie as bananas em pedaços longos e finos. Polvilhe uma pitada de sal e regue com 1 colher de sopa de óleo de coco.
Unte a assadeira com o óleo de coco. Organize os pedaços. Asse por 10 minutos ou até ficar crocante.

Pizza Paleo

Ingredientes
- 1/3 xícara de farinha de coco
- 2/3 xícara de farinha de tapioca
- 2 ovos

- 1/3 xícara de água
- 40 gramas de óleo de coco
- ½ colher de chá de orégano seco
- ½ colher de chá de alho em pó

Instruções:
Preaqueça seu forno a 250 graus Celsius.
Em uma tigela, bata os ovos, a água e o óleo. Adicione a farinha e as especiarias. Misture até chegar a consistência de massa de muffin.
Forre uma assadeira com papel manteiga. Espalhe a mistura uniformemente na panela. Ou você pode criar pequenos círculos para pizza redonda.
Asse por 7 minutos.
Enquanto isso, prepare as coberturas. Retire a crosta e organize suas coberturas por cima. Coloque a crosta de volta ao forno por mais 5 minutos.
Você pode usar queijos paleo, como queijo de abobrinha ou queijo de abóbora como cobertura de queijo. As coberturas recomendadas são a combinação de carne moída sobre molho marinara e coberto com salada de rúcula ou outros vegetais.

Conclusão

Obrigado novamente por fazer o download deste livro!

Espero que este livro tenha sido muito informativo sobre como mudar para uma dieta totalmente paleo. Há tantos benefícios em apenas comer paleo e sei que, se você seguir os passos deste livro, sua vida será mudada de maneira bem positiva. Fico feliz que pude ajudá-lo a beneficiar sua vida. Obrigado por reservar um tempo para ler este livro e desejo-lhe boa sorte em todos os seus futuros empreendimentos!

www.ingramcontent.com/pod-product-compliance
Lightning Source LLC
Chambersburg PA
CBHW071903070526
44583CB00016B/1820